Mario Schaale

AF665672

Arthrose-Diagnose
Verschleiß-Arthrose mit starken Schmerzen

Mario Schaale

Arthrose-Diagnose

Verschleiß-Arthrose mit starken Schmerzen

Mein Weg der Selbstheilung ohne Medikamente in fünf Wochen

Rediroma-Verlag

Bibliografische Information der Deutschen Nationalbibliothek:
Die Deutsche Nationalbibliothek verzeichnet diese Publikation in der Deutschen Nationalbibliografie; detaillierte bibliografische Daten sind im Internet über http://portal.dnb.de abrufbar.

ISBN 978-3-98885-488-9

Coverbild: „Rotaugenfrosch“ Acrylbild von Karin Knaup
www.karinknaup.de

www.rediroma-verlag.de
7,95 Euro (D)

Inhalt:

Vorwort

Ich möchte über meine Erfahrungen und Erlebnisse berichten, als mir u.a. vom Orthopäden mitgeteilt wurde, dass ich an Arthrose/Verschleiß leide. Mit dieser Diagnose wollte und konnte ich mich nicht abfinden.

Die Vorstellung, von jetzt auf gleich im Alter von nur 47 Jahren ein alter, gebrechlicher Mensch zu sein, gefiel mir ganz und gar nicht. Die sogenannte Arthrose sorgte u.a. dafür, dass ich eines morgens, als ich aus dem Bett aufstehen wollte, gar nicht normal aufstehen konnte. Das Aufstehen gelang mir nur unter schweren Anstrengungen und Schmerzen.
„Was ist mit mir los“, dachte ich nur – und bekam Angst.

Daraufhin begab ich mich in die Hände der Mediziner und erfuhr immer wieder neue Diagnosen.

1. Meine Geschichte

Ich war schon immer ein sportlicher Mensch und bin es heute noch, habe nie geraucht und immer auf meine Gesundheit geachtet. Mit 47 Jahren habe ich mit dem Kampfsport angefangen, und das Training begann immer mit Aufwärmübungen. Laufen, Seilspringen, Kniebeugen, Liegestützen usw., also ein Training zum Auspowern. Durch dieses Training wurde

ich richtig fit.

Eines Tages nach unserem regelmäßigen Aufwärmprogramm, insbesondere bei den Kniebeugeübungen, muss ich mir wohl eine Zerrung oder Ähnliches zugezogen haben, denn am nächsten Tag konnte ich nicht mehr laufen, nur noch humpeln. Irgendwie schaffte ich es, einen Orthopäden aufzusuchen, um feststellen zu lassen, was genau passiert war.
Ein MRT/Kernspintomographie wurde an meinem Knie gemacht, und dabei wurde festgestellt, dass ich einen 8-mm-Knorpeldefekt erlitten hatte.

Was nun?
Der Orthopäde riet mir sofort zu einer OP. Eine Gelenkspiegelung sollte vorgenommen werden. Ich suchte ein Krankenhaus auf, um das Ganze zu besprechen. Dort bemerkte ich, wie sehr der Arzt

darauf fokussiert war, mich schnellstmöglich zu operieren. Mein Gefühl dabei war ein ungutes, und dies verstärkte sich noch, als der Arzt sofort mit den OP-Unterlagen zu mir kam.
Ich lehnte diese OP ab und verließ das Krankenhaus schnellstmöglich, was mir allerdings nur bedingt gelang.

Was tun?
Ich beschloss, meine Krankenkasse anzurufen, um dort nachzufragen, welche Alternativen ich habe, meinen Knorpeldefekt behandeln zu lassen.
Alternativen konnten sie mir nicht anbieten, sie rieten mir allerdings, mich nicht am Knie operieren zu lassen. Denn in Deutschland wird viel zu schnell zum Skalpell gegriffen und oftmals unnötigerweise, bekam ich zur Antwort.
Zudem bekam ich von meiner Krankenkasse einen Zeitungsausschnitt zugesandt, in dem über dieses Thema berichtet wurde. Eine Knie-OP ist ein sehr lukratives Geschäft, und darum geht es wohl den meisten Ärzten.

Diese Informationen allerdings sorgten nicht dafür, dass meine Knieschmerzen vorüberzogen, aber ich wusste, dass ich richtig gehandelt hatte, nämlich mich nicht operieren zu lassen.
Ich beschloss, im Internet weiter zu recherchieren und stieß auf eine interessante Forschungsgruppe, deren Link ich hier gerne offenbare:

https://www.dr-feil.com/

Herrn Dr. Feil teilte ich meine Diagnose vom Knorpeldefekt/Arthrose via E-Mail mit. Gespannt wartete ich auf eine Antwort und bekam diese auch innerhalb kürzester Zeit. Es wurde mir mitgeteilt, ich sollte meine Ernährung umstellen und viel Fahrrad fahren. Soweit, so gut. Ich war dankbar für diese Information und setzte diese sogleich um.

1.1. Meine Selbstbehandlung des Knorpeldefektes im rechten Knie

Da ich Gottseidank ein Fahrradergometer besitze, fing ich sofort an, täglich 5–10 km damit zu fahren. Der Nebeneffekt dieser sportlichen Tätigkeit war, dass die überflüssigen Pfunde – bei mir waren es zu diesem Zeitpunkt 3 kg – in kürzester Zeit verschwanden.

Wie kam ich als sportlicher Mensch zu 3 kg Übergewicht? Nun ja, in der Krankheitsphase konnte ich meinen geliebten Sport nicht weiter ausüben. Anfangs, als die Schmerzen einsetzten, habe

ich erst einmal das Knie geschont. Kein Training in dieser Zeit, Schonung des Knies und dabei oftmals das Falsche (Zuckerhaltige Lebensmittel) gegessen, dies führte zur Gewichtszunahme. Übergewicht abbauen entlastet die Knie ungemein und ist auch notwendig, denn unsere Knie leisten tagtäglich Schwerstarbeit.

Mein Training auf dem Ergometer zahlte sich schnell aus.

Schon nach 3 Tagen regelmäßiges Treten in die Pedale auf meinem Ergometer spürte ich eine wesentliche Verbesserung beim Laufen.
Bewegung und moderates Krafttraining ist ein

Muss, um fit und gesund zu bleiben. Auch stellte

ich meine Ernährung wie folgt um:

- Brokkoli, Grünkohl und grüne Smoothies
- Rohkost
- Salate
- Verschiedene Nüsse wie z.B. Haselnüsse, Walnüsse und Mandeln
- **Keine Milchprodukte**
- Vitamin D
- Kurkuma, Chili, Rosmarin, Koriander, Ingwer, Knoblauch u.v.a. wunderbare, heilende Kräuter
- Überwiegend pflanzliche Produkte, sehr wenig tierische Produkte

Interessanter Hinweis zu Kurkuma

Das Journal Phytotherapy Research berichtet von einer Pilotstudie,die mit 45 Arthritis-Patienten durchgeführt wurde.
Bei den Patienten, denen Curcumin (sekundärer Pflanzenstoff und Hauptwirkstoff in Curcuma) verabreicht wurde, erfolgte eine deutlichere Besserung der Beschwerden als bei den Patienten, die täglich ein traditionelles pharmazeutisches Schmerzmittel (Diclofenac) zu sich nahmen.

Wichtig ist auch, sich täglich mit Zeolith – ein Vulkangestein – zu entgiften.
Neben der ausgewogenen, gesunden Ernährung empfehle ich Nahrungsergänzungsmittel, die ich auch zu mir nehme, denn in der heutigen Zeit bekommen wir nicht mehr die Menge an Vitaminen durch die Pflanzen wie noch vor einigen Jahrzehnten z.B. durch mit Schwermetall belastete Böden!

1.2. Leistenbruch, Nierensteine oder...?

Nach meiner erfolgreichen ca. 3-wöchigen Eigenbehandlung des Knorpeldefekts erwischte es mich ca. 1 Jahr später erneut. Diesmal noch krasser und wesentlich schmerzvoller.

Es war im Herbst, als ich früh am Morgen aus dem Bett aufstehen wollte und dies mir einfach nicht gelang. Ich hatte sehr starke Schmerzen beim Versuch aufzustehen. Mindestens 20

Minuten habe ich gebraucht, das Bett zu verlassen. Alles schmerzte, ich konnte kaum laufen. Es fing damit an, dass ich seit Wochen ein Ziehen im rechten Bein (Leistengegend) bis hin zum linken Hoden verspürte. War das der Auslöser meiner Schmerzen?

Wieder einmal suchte ich einen Arzt auf, der mir bestätigte, dass es kein Leistenbruch ist. Kein Leistenbruch! Ich atmete auf.
Dennoch wurde ich in ein Krankenhaus zur Überprüfung/Feststellung überwiesen, denn es bestand der Verdacht auf Nierensteine.
4 Tage lag ich im Krankenhaus auf einer urologischen Station und musste sämtliche Untersuchungen über mich ergehen lassen. Vom MRT bis hin zur Kontrastmitteleinnahme mit dem Ergebnis, dass meine Nieren völlig gesund sind und ich keine Nierensteine bzw. keine Nierenkolik hatte.

Einerseits war ich froh, andererseits hatte ich weiterhin starke Schmerzen. Ich konnte mich im Bett kaum umdrehen, denn die Schmerzen waren höllisch, sämtliche Bewegungen schmerzten sehr.
Auf der urologischen Station hieß es nach zahlrei-

chen Untersuchungen dann, dass ich in ein anderes Krankenhaus verlegt werde.
Wieder mal ein Krankenhausumzug.
Im städtischen Krankenhaus wurde ich ebenfalls von Kopf bis Fuß untersucht, leider – oder zum Glück – haben diese Ärzte nichts feststellen können. Auf meine Frage, woran das liegt, dass ich mich fühle wie einer, der halbseitig gelähmt ist und unter starken Schmerzen leidet, bekam ich die erneute Antwort, dass ich Arthrose habe!
„Es ist ein normaler Verschleiß in Ihrem Alter" und ich wäre nicht der einzige. Was für ein schwacher Trost.

Diese Aussage tröstete mich ganz und gar nicht!
Nun lag ich in diesem Krankenhaus 9 Tage lang und wurde mit chemischen Medikamenten zur Schmerzlinderung versorgt, mehr nicht.
Die Ursache, wodurch eine angebliche Arthrose ausgelöst wurde, hat man nicht gefunden. Leider werden häufig nur die Schmerzen bekämpft, aber so kann man meiner Meinung nach nicht vollständig gesund werden.

Nach 9 Tagen Krankenhausaufenthalt und mit vielen Schmerztabletten im Gepäck wurde ich entlassen. Zu Hause angekommen, entsorgte ich erst einmal die vielen verschiedenen chemischen Tabletten, die ich tagtäglich einnehmen sollte – wohl mit dem Ziel, meinen Körper zu vergiften.

Ohne mich!

Wie ich auch diese starken, anhaltenden Schmerzen in den Griff bekam, kannst Du im nächsten Kapitel 5 „Selbstbehandlung Teil 2“ erfahren.

Vorab zur Erklärung, was Arthrose ist:

2. Was ist Arthrose überhaupt

Bei der Diagnose Arthrose wird häufig von Verschleiß gesprochen. Verschleiß gibt es aber nicht! Knorpelschäden der Arthrose ist nach vielfach bestätigten Beobachtungen kein Verschleiß, sondern ein Säurefraß des Knorpels(Eiweisspeicherkrankheiten).
Die Ganzheitliche Arthrose-Therapie (GAT) deutet auf einen wesentlichen Kausalfaktor für die Entstehung und Fortschreiten der Arthrose hin, nämlich in der ernährungsbedingten Übersäuerung. Diese entsteht, wenn man zu viele Speisen isst, die säurebildend verstoffwechselt werden. Hauptsächlich sind dies tierische Produkte.

3. Arthrose in der rechten Hand

Jetzt geht's los!
Die folgende Diagnose lädt nicht zu Freudensprüngen ein, denn die Schmerzen in der Hand sind nicht zu unterschätzen.
Angefangen hat es damit das ich meine Hand nicht mehr zu einer Faust ballen konnte ich verspürte eine starke Spannung und Taubheitsgefühl. Zuerst dachte ich das meine Hand gebrochen war und bei einem Handbruch benötigte es keine Operation.

Die Selbstheilungskräfte werden es schon richten, weit gefehlt meine Annahme.

Mit diesen Gedanken hielt ich die Schmerzen eine Zeitlang aus, bis es nicht mehr ging.

Ich ließ meine Hand röntgen und die Diagnose wie soll es anders sein, lautete Verschleiß/ Arthrose.

Jetzt bin ich alt am Werden dachte ich kurz.

Okay 63 Jahre, aber was ist schon eine Zahl ich drehe diese immer um.

Wenn ich Geburtstag habe, heißt das für Mich 36 Lenze und so fühle ich mich auch zumindest manchmal.

Leben mit Schmerzen nein das will ich nicht!

Da ich mich mit endgültigen Diagnosen von Ärzten nicht zufrieden gebe recherchierte ich nach Lösungen und was soll ich sagen ich fand eine Lösung, um meine Schmerzen einzudämmen und sogar zu beseitigen.

Keine teure Medizin, sondern natürliche Mittel ohne chemische Zusätze darauf bin ich bei meinen Recherchen gestoßen.

Gott sei Dank!

Ich glaube fest daran das die große Apotheke die Natur ist alles von Gott gegeben.

Nun möchten Sie wissen, was ich gefunden habe, um die teilweise höllischen Schmerzen zu lindern oder gar zu beseitigen.

Dazu komme ich gleich.

Yuhu ich habe keine Schmerzen mehr in der rechten Hand und kann diese auch wieder zu einer Faust ballen.

Es hilft.........

Natron ein Haushaltsreiniger.

Ja es ist auch ein umweltfreundliches Reinigungsmittel da es Schmutz und Fett effektiv entfernt und auch die Schmerzen bei Arthrose.

Wahnsinn, oder?

Ich schweife ein wenig ab, um die Wirkungsweise von Natron zu erläutern, denn Natron hilft auch zur Linderung von Sodbrennen, indem es überschüssige Magensäure neutralisiert.

Auch kann es für die Wasseraufbereitung verendet werden, um den pH-Wert zu erhöhen.

Es ist ein vielseitiges Mittel, das in vielen Bereichen des täglichen Lebens Anwendung findet.

Und Natron ist preisgünstig im Gegensatz zu den von Ärzten verschriebenen Medikamente die nicht nur eine Wirkung haben, sondern oftmals mit Nebenwirkungen einher gehen.

Natron hat nur eine Wirkung nämlich das sie den sogenannten Verschleiß/Arthrose mildert oder wie in meinem Fall ganz auflöst.

Danke Natron, ich bin begeistert von der Wirkungsweise.

Bei meinen Recherchen habe ich zudem einige

natürliche Pflanzen entdeckt, die bei Gelenkbeschwerden und Entzündungen unterstützend wirken.

Als erste **Arnika** diese Pflanze kann in Form von Salben oder Urtinkturen äußerlich auf die betroffenen Stellen aufgetragen werden, um Schmerzen und Entzündungen zu lindern.

Teufelskralle:
Diese Pflanze wird häufig in Form von Kapseln oder als Tee verwendet und soll entzündungshemmende Eigenschaften haben.

Weidenrinde:
Die Weidenrinde enthält Salicylate, die eine schmerzlindernde Wirkung haben können.

Sie wird oft in Form von Te oder als Extrakt eingenommen.

Ingwer:
Ingwer hat entzündungshemmende Eigenschaften und kann als frischer Tee oder in Form von Kapseln verwendet werden.

Kurkuma:
Das in Kurkuma enthaltene Curcumin hat ebenfalls entzündungshemmende Wirkungen und kann helfen die Symptome von Arthrose zu lindern.

Bromelien:
Dieses Enzym, das vor allen in Ananas vorkommt, kann entzündungshemmend wirken und wird manchmal als Ergänzung eingenommen.

Moringa:
Diese Pflanze wird oft wegen ihrer entzündungshemmenden Eigenschaften in Form von Pulver oder Kapseln eingenommen.

Wichtig ist vor der Einnahme von pflanzlichen Mitteln Rücksprache mit einem Arzt oder Heilpraktiker zu halten, insbesondere wenn bereits andere Medikamente eingenommen werden oder bestehende Erkrankungen vorliegen.

4. Was sind Eiweißspeicherkrankheiten

Überfüllte Eiweißspeicher in den Kapillaren und dem Bindegebe schädigen uns in dreifacher Weise:

1. Es gelangen zu wenig Nähr- und Wirkstoffe zur Aufrechterhaltung vitaler Lebensvorgänge zu den Zellen.
2. Im Blut ergibt sich daraus ein riskanter Rückstau an eben diesen, an anderen Ort entbehrten biochemischen Verbindungen (Fett, Eiweiß, Zucker).
3. Die wichtigen Organzellen ersticken gewissermaßen im eigenen Stoffwechselmüll.

Nur dadurch sind die gravierenden Folgeschäden einer Eiweißüberernährung zu verstehen. Zu den bedeutendsten Krankheitsfolgen zählen:

- Herzinfarkt und Schlaganfall
- Rheumatische Leiden
- Nierenerkrankungen, Diabetes (TypII)

5. Selbstbehandlung Teil 2

Ich erinnerte mich, wie ich meinen Knorpeldefekt erfolgreich und ohne Tabletteneinnahme behandelt hatte und knüpfte weiter daran an.
Am nächsten Morgen setzte ich mich auf mein Ergometer bei offenem Fenster und fuhr 10 km. Dies machte ich täglich.

Tatsächlich ließen die Schmerzen von Tag zu Tag nach, und ganz nebenbei nahm ich auch ab. Falls Du kein Ergometer hast, dann fahre mit dem Fahrrad.
Auch hielt ich mich strikt an meinen Ernährungsplan und baute diesen wie folgt aus:
Nach dem morgendlichen Aufstehen trank ich erst einmal 4 Gläser lauwarmes Zitronenwasser. Zitronenwasser entgiftet, wirkt entwässernd. Zitronen sind z.B. reich an basenbildenden Kalium und Magnesium.
Auch stärkt Zitronenwasser das Immunsystem, es wirkt antibakteriell und entzündungshemmend, und es ist reich an Vitamin C. Es fördert die Verdauung und unterstützt beim Abnehmen.
Wofür noch teure Abnehmprodukte kaufen? Danach nahm ich 45 Minuten nichts mehr zu mir.

In dieser Zeit erledigte ich alle anfallenden Hausarbeiten oder entspannte mich mit progressiver

Muskelentspannung.
Regelmäßige Muskelentspannung und/oder Atemübungen sorgen zudem für Ausgeglichenheit und Energie.
Im Anschluss folgte ein Frühstück – ohne Milchprodukte wie Joghurt und Quark. Stattdessen mit Bananen, Hafer und Hirse.
Isst du Hafer und Hirse trocken mit Bananen?

Ein Kaffee ohne Milch und Zucker. Wenn Zucker, dann Kokosblütenzucker.
Noch besser wäre Reismalz oder Gerstenmalz, denn das sind Mehrfachzucker, die wesentlich bekömmlicher sind als unsere gewohnten Einfachzucker!

Grünen Tee solltest Du ebenfalls täglich trinken.

Viele japanische Familien, in denen es üblich war und ist, regelmäßig grünen Tee zu trinken, retteten nach den Atombombenabwürfen in Hiroshima und Nagasaki damit ihr Leben.
Um die optimale Wirkung zu erzielen, sollte man den grünen Tee mit nur 70–80 Grad heißem Wasser aufbrühen und lediglich 40 Sekunden – höchstens 1 Minute – ziehen lassen.
Auch der zweite Aufguss, der 3 Minuten ziehen kann, ist noch gesund und schmackhaft. Richtig aufgebrüht ist der Tee sehr hell und schmeckt nicht bitter.

Frisches, reifes Obst und Gemüse bewahrt unseren Körper vor der Übersäuerung und spendet Energie. Täglich nahm ich Salat und Gemüse zu mir. Die Zutaten für einen Salat sollten bunt gemischt sein.
Wildkräuter nicht vergessen! Es gibt viele herrliche, leckere und vor allen Dingen gesunde Wildkräutergerichte.
Wasche bitte Gemüse, Salate und Obst mit Natron ab, um die Pestizide zu entfernen. Ganz wichtig ist es, täglich Wasser zu trinken, und zwar 3 Liter, auch im Winter.
Warum?
Bei der Geburt besteht der menschliche Körper zu 95 Prozent aus Wasser. Im Erwachsenenalter sinkt der Anteil jedoch auf „nur" noch knapp 70 Prozent, da mit zunehmendem Alter die Fähigkeit der Wasserspeicherung abnimmt. Das macht für einen durchschnittlichen Erwachsenen noch immer eine Wassermenge von ca. 43 Litern. Zwei bis drei Liter davon scheidet der Körper am Tag aus – das muss natürlich wieder „aufgefüllt" werden.
Trinke Wasser, das mineralstoffarm und zugleich schadstofffrei ist.

Ich trinke Leitungswasser und filtere es durch meinen Acalaquell-Wasserfilter. Hinzu kommt, dass ich Edel-Schungit in mein Wassergefäß mit hineingebe.
Beim ersten Aufguss mit Schungit sollten die Stei-

ne 24 Stunden im Wassergefäß verbleiben, bis diese das Wasser gereinigt haben. Wenn man sein Wassergefäß nicht komplett leert, also immer den Rest an Wasser beibehält und Leitungswasser nachfüllt, so tritt die Wirkung schon von Schungit nach 1–2 Stunden ein und kann getrunken werden.
Bereits gereinigtes Wasser ist nach ca. 30 Minuten belebt und strukturiert. Für 1 Liter Schungit-Wasser werden 25 g Edel-Schungit benötigt.

Dieses zunächst unter fließendem Wasser reinigen.

Was ist Schungit?
Schungit ist ein einzigartiges Mineral, sein Alter ist mehr als 2 Milliarden Jahre. Die einzige Lagerstätte von Schungit mit natürlichen Fullerenen befindet sich in Karelien (Russland). Dank seiner speziellen Kristallgitter, welche auf Basis von Kohlenstoff organisiert wird, hat Schungit die Fähigkeit, das Wasser zu reinigen und mit Mineralien zu sättigen.

Tipp:
Wenn Du in Urlaub fährst, dann nimm doch eine oder mehrere 1-Liter-Glasflaschen mit und befülle diese mit Edel-Schungitsteine, sodass der Flaschenboden komplett mit Schungit bedeckt ist.

Nun fülle diese Wasserflasche mit Leitungswasser

auf und lasse diese 24 Stunden stehen, um das Wasser zu reinigen und neu zu strukturieren, danach kannst du das Wasser trinken.

Wenn immer ein Teil vom Wasser in der Flasche oder Karaffe verbleibt, wird die Reinigung, wenn frisches Wasser hinzugegeben wird, unterstützt.

Edel-Schungitsteine kannst du hierüber beziehen: https://www.sibirische-zedernprodukte.com/schungit/

Nun möchte ich Bilanz ziehen, denn seit mein Verschleiß bzw. Arthrose angefangen hat, nämlich mit 47 Jahren, und ich mich letztendlich selbst behandelt habe, da die Ärzte mir nicht oder nur bedingt helfen konnten, darf ich Dir mitteilen, dass es mir heute mit 57 Jahren wunderbar geht. Ich habe keine Schmerzen mehr und meine Beweglichkeit ist in keinster Weise eingeschränkt – ganz im Gegenteil, ich fühle mich fitter als jemals zuvor.

Die Ernährungsumstellung habe ich bis heute beibehalten.

Natürlich spürt man im Alltag und auch bei sportlichen Aktivitäten, dass man älter geworden ist, dennoch meine ich, wenn man sein Leben etwas ruhiger mit mehr Gelassenheit und Freude angeht, dann wird einen so schnell nichts mehr „umhauen".

Oder? Was meinst Du?

Wir, die über 50-jährigen, müssen niemanden mehr etwas beweisen und auch keine Höchstleistungen erbringen.

Wir sollten auch keinen falschen Ehrgeiz aufbringen, denn dies könnte körperlich fatal enden. Ich finde, wenn man seinen Körper überstrapaziert, dann meldet sich dieser, und wenn man seine Hilferufe nicht erhört oder ignoriert, ja dann kann es Dir passieren wie mir, dass Du eines Tages nicht mehr so schnell wie gewohnt aus den Federn kommst.

Wir Menschen bestehen aus Körper, Geist und Seele, und wenn alles im Gleichgewicht ist, dann sind und bleiben wir gesund. Dazu empfehle ich Dir die hervorragenden Bücher von Andre Blank. Zu bestellen über Vivoterra-Link:

https://vivoterra.com/buecher-von-andre-blank/

Mein Tip: InYologie - Die detaillierte Lehre von Ying und Yang.

6. Fazit

Innerhalb kürzester Zeit habe ich alle Schmerzen durch Ernährungsumstellung, Bewegung und Sport beseitigt. Meine Selbstheilungskräfte wurden allein durch die täglichen Anwendungen aktiviert.
Auch habe ich festgestellt, dass, wenn es hier und da schmerzt, wir kurz vor der Gesundung stehen. Was aber machen viele Menschen, wenn es schmerzt? Sie nehmen in der Regel Tabletten zu sich mit starken Nebenwirkungen.

Tipp:
Halte die kurzfristigen Schmerzen aus, denn die Selbstheilungskräfte sind in diesem Moment aktiv und führen oftmals zur Gesundung.
Wenn die Schmerzen nicht nachlassen, gehe ich zu meinem Hausarzt, und ich vertraue auf seinen Rat. Ich frage ihn stets nach der Ursache. Nur wenn ich darauf keine befriedigende Antwort bekomme, dann mache ich mich selbst auf die Suche nach dem Grund meiner Erkrankung.

Ich wünsche mir, dass ich den einen oder anderen Menschen mit meinen Zeilen helfen kann, wieder topfit zu werden.

Nun möchte ich Dir noch eine weitere wertvolle Buchempfehlung zum Thema Arthrose mit Erfahrungsberichte.n ans Herz legen. Du kannst dieses Buch über diesen Link erwerben: (*) https://amzn.to/4dB5jyM

Die mit (*) gekennzeichneten Links sind sogenannte Affilate-Links.
Wenn du auf so einen Affilate-Link **klickst und über diesen Link einkaufst, bekomme ich von den betreffenden Online-Shop oder Anbieter eine Provision.**

Für dich verändert sich der Preis nicht.

Allen ein gesundes, fröhliches Leben bis ins hohe Alter!

Achtung!
Ich möchte nochmals betonen, dass ich kein Arzt bin und Dir in diesem Buch nur von meinem eigenen Weg, der mich zur Gesundung führte, berichte.

Herzliche Grüße und beste Gesundheit Mario